ÉTUDE

SUR

LES VACCINATIONS HATIVES

PAR

Le Docteur DEPAUL,

MEMBRE DE L'ACADÉMIE IMPÉRIALE DE MÉDECINE, PROFESSEUR AGRÉGÉ A LA FACULTÉ DE MÉDECINE, CHIRURGIEN DE L'HOSPICE DES ENFANTS ASSISTÉS, ETC.

Lue à l'Académie de Médecine (Janvier 1862).

Toutes les questions qui se rattachent de près ou de loin à la pratique de la vaccine ont été étudiées avec soin. Il n'est pas de méthode en médecine qui ait subi le contrôle d'une expérimentation aussi souvent répétée, et il a fallu qu'elle reposât sur des bases bien solides pour résister au mauvais vouloir dont elle a été entourée dès son origine, et aux attaques que quelques esprits inquiets dirigent encore de temps en temps contre elle. On peut hardiment, aujourd'hui, interroger les médecins de tous les pays où ont pénétré les bienfaits de la découverte de Jenner: tous, ou à peu près, proclameront que la vaccine est le préservatif par excellence de la petite vérole: tous ont constaté que les épidémies, autrefois si fréquentes et si meurtrières, sont devenues rares et bénignes: tous savent que le plus sûr moyen d'arrêter une épidémie qui apparaît dans une ville, dans un village, dans une communauté, consiste à vacciner ceux qui ne l'avaient pas encore été, et à revacciner ceux qui avaient déjà été inoculés une première fois: tous savent sur-

1862

tout que les avantages nombreux de cette méthode prophylactique sont le résultat d'une opération facile à pratiquer, et d'une telle bénignité qu'il n'en est certainement pas une autre dans la pratique de la chirurgie qu'on pût lui comparer sous ce rapport.

Cependant, on s'est demandé, à toutes les époques, si les divers âges de la vie étaient également favorables à l'inoculation du virus-vaccin, et si en particulier la vaccination, pratiquée dans les premiers jours ou dans les premières semaines qui suivent la naissance, n'exposait pas les enfants à des accidents plus nombreux et plus graves que la vaccination mise en usage à une époque un peu plus avancée de la vie ?

C'est cette question, petite en apparence, mais d'un grand intérèt dans la pratique, qu'il nous a paru utile d'examiner de nouveau et de soumettre au contrôle rigoureux de l'expérience. L'opinion publique et l'administration se sont émues dans ces derniers temps de quelques attaques dirigées contre la vaccinatiou pratiquée dans les premiers jours de la naissance et que nous appellerons *hâtive*. Les craintes exprimées par quelques praticiens ont pénétré dans les familles, et il n'est pas rare aujourd'hui qu'un médecin qui propose de vacciner un enfant récemment né rencontre quelque résistance de la part des parents, dont la sollicitude, parfaitement excusable d'ailleurs, demande à être éclairée.

Un ancien membre de cette Académie, l'un des médecins qui ont le plus concouru à la propagation de la vaccine en France (Husson), disait en 1821 qu'après plus de vingt années d'expérience, qu'après avoir vacciné des enfants immédiatement après la naissance et des hommes arrivés à l'extrême vieillesse, il n'avait pas observé de différence notable dans les résultats. Sa conviction était telle, qu'il n'hésita pas à vacciner ses propres enfants, l'un quatre heures et l'autre douze heures après la naissance. Il admet qu'on peut vacciner les enfants le jour même où ils viennent au monde, sans qu'on ait à redouter de la part de la vaccine une action trop forte et dangereuse. Il va même plus loin, il déclare qu'il est d'observation constante que plus l'individu vacciné est jeune, moins il éprouve de troubles lorsque la vaccine se développe. Pour lui, ce privilége est dû à la souplesse plus grande de la peau et à l'extension plus facile du tissu cellulaire.

Notre savant collègue, M. Bousquet, s'est occupé de la même

question dans son *Traité de la Vaccine*. Après avoir adopté d'une manière à peu près complète le jugement de Husson, il fait quelques réserves plutôt fondées sur la théorie que sur la pratique, et auxquelles on a donné beaucoup plus d'importance qu'il ne l'avait fait probablement lui-même. Comme tout ce qui vient d'une pareille autorité a un grand poids, il convient de peser avec soin ce qu'il a dit à ce sujet; voici ses paroles : « Si le but de la vaccine est de prévenir la petite vérole et d'en prendre la place, demander à quel âge il convient de vacciner, c'est demander, en d'autres termes, à quel âge la petite vérole a coutume de se montrer ; or, la petite vérole est de tous les âges, depuis l'enfance la plus tendre jusqu'à la vieillesse la plus reculée. Il est des enfants qui paient leur tribut presqu'en venant au monde et même avant de voir le jour..... La leçon qui sort de ces faits, c'est qu'on ne saurait trop s'empresser de vacciner. »

Mais il ajoute un peu plus loin que cette règle n'est d'une application rigoureuse qu'en temps varioleux, et que hors de là il n'y a pas urgence, et qu'il y a même avantage à attendre.

Les raisons qu'il donne sont que la variole est peu commune avant trois mois ; c'est là son principal argument ; ce n'est pas le seul cependant.

« Quelque douce, quelque bénigne que soit la vaccine, dit-il, elle exerce pourtant à la peau une excitation non équivoque ; c'est tantôt un érysipèle, tantôt une roséole, etc. Chez les enfants les plus tendres, cette excitation se répète quelquefois sur les intestins et détermine des entérites, des diarrhées, dont le médecin ne se rend pas toujours maître comme il veut. »

Pendant les premières années de sa pratique vaccinale, il pensait qu'on ne pouvait mettre trop d'empressement à vacciner. C'était la pratique de ses maîtres, et il les imitait avec confiance. Ce sont les femmes commises dans les hôpitaux aux soins des enfants abandonnés qui lui ont ouvert les yeux. Ces enfants sont vaccinés presque en venant au monde, et les besoins du service de la vaccine exigent qu'on les ramène tous les huit jours.... Cependant, plusieurs de ces enfants ne reparaissant plus, il interrogea Baron, qui était alors médecin de l'hospice des Enfants trouvés. Il apprit de lui que la vaccine n'était pas toujours aussi douce dans les premiers jours de la vie qu'on le croit généralement. Ajoutons, pour n'omettre aucune des raisons invoquées, que quelques médecins ont prétendu que les vaccinations pratiquées tout près de la naissance préservaient moins sûrement de la petite vérole que celles qui s'en éloignaient un peu plus. Ils admettaient que dans le premier cas l'aptitude varioleuse n'était pas encore née, ou que tout au moins elle n'avait eu le temps de se développer que d'une manière incomplète. Voilà certes une explication ingénieuse; mais ceux qui s'en sont contentés seraient bien embarrassés, si on leur demandait d'en démontrer la vérité, et M. Bousquet lui-même ne paraît pas disposé à lui accorder plus de confiance qu'elle n'en mérite.

Tel était à peu près l'état de la question qui nous occupe, et, malgré les objections que nous venons de rappeler, la plupart des praticiens, se rattachant à l'opinion de Husson, continuaient à regarder la vaccination *hâtive* comme tout aussi peu grave que celle qu'on pratique quelques mois après le début de la vie extra-utérine, lorsqu'une lecture sur ce sujet, faite le 24 juillet 1861 (*Union médicale* du 27 août 1861), par M. le docteur E. Barthez, à la Société médicale des hôpitaux, vint de nouveau éveiller l'attention sur ce point et donna lieu à une série de communications, soit dans les journaux, soit dans les sociétés savantes.

Voici d'abord le résumé de la note de M. E. Barthez. Est-il convenable, se demande ce médecin distingué, de vacciner les enfants dans les premiers jours qui suivent la naissance? Après avoir rappelé l'opinion de Baron, de M. Bousquet et de quelques autres, opinion qui ne lui paraît pas favorable à la vaccination hâtive, il explique comment il a été conduit à la partager.

Dans le service d'inspection, de vérification des décès dont il est chargé, il a plusieurs fois constaté la mort d'enfants âgés de quinze à trente jours environ, et dont la maladie *paraissait* remonter à la vaccination pratiquée dans les premiers jours de la vie. Il ajoute qu'en général les parents attachaient une grande importance à ce fait et accusaient la vaccine avec plus ou moins de véhémence. Il attacha d'abord peu d'importance à ces plaintes et se contenta de calmer et de rassurer les parents.

Plus tard, craignant de voir ces récriminations exercer une influence fâcheuse pour la vaccine, convaincu d'ailleurs qu'il y avait quelque chose à faire au sujet des vaccinations prématurées, il crut devoir consigner le résultat de ses observations dans ses rapports mensuels à M. le préfet de la Seine.

Je transcris ici les deux observations rapportées par M. E. Barthez, avec les réflexions qu'elles lui ont suggéré :

« Rue de Montreuil, 77, j'ai constaté le décès de l'enfant G..., âgé de dix-neuf jours. Il avait été vacciné le second jour après sa naissance et avait fini par succomber aux suites de cette opération. C'est là au moins la pensée de la mère de l'enfant (pensée exprimée avec une certaine véhémence), et je dois ajouter que je n'ai rien trouvé qui pût à mes yeux infirmer cette opinion, autant du moins qu'il m'est permis de le dire, puisqu'il s'agit d'une maladie dont je n'ai pas suivi la marche. . . . . Plusieurs médecins pensent, et je suis de ce nombre, que les enfants nouveau-nés ne supportent pas toujours la vaccine, qui peut devenir pour eux, vu leur faiblesse, une cause de maladie sérieuse et même de mort. L'âge de six semaines à deux mois est en général préféré par ces médecins pour pratiquer la vaccination. D'autres, ne voyant aucun danger dans cette maladie bénigne, n'hésitent pas à vacciner dès les premiers jours de la vie. C'est surtout dans les hôpitaux que cette pratique a de la tendance à s'établir. C'est une manière d'être certain que cette opération ne sera pas empêchée par le mauvais vouloir ou par l'indifférence des parents.

» Or, lorsqu'une femme accouche dans un hôpital, elle n'y reste guère que pendant neuf jours. Les enfants, vaccinés un jour ou deux après la naissance, quittent donc l'hôpital et la surveillance du médecin six à huit jours après la vaccination, c'est-à-dire à une époque où les accidents que pourrait déterminer la vaccine n'ont pas encore pu se développer. Cette circonstance explique peut-être pourquoi quelques médecins des hôpitaux restent pleins de sécurité, tandis que j'ai pu, en ma qualité d'inspecteur, constater un certain nombre de morts pareilles à celles dont je viens de parler. »

« F..., fille née bien portante, a été vaccinée le second jour de sa naissance et a quitté l'hôpital le neuvième jour. En ce moment le vaccin était en bon état, l'enfant paraissait bien, sauf quelques petits boutons qui commençaient à pointer sur le visage et qui parurent insignifiants. Lorsque le vaccin commença *à tirer* (c'est l'expression de la mère) au douzième jour de la vie, dixième du vaccin, l'enfant eut de la fièvre, les boutons qui étaient sur la face augmentèrent. L'enfant s'affaiblit et tira le lait de sa mère avec plus de difficulté. Puis après des alternatives dans l'intensité de la fièvre, les boutons de la face disparurent, une enflure avec rougeur se déclara sur les fesses et l'enfant déclina visiblement. Pendant ce temps, le vaccin suivait sa marche, il était très-fort, et lorsque l'enfant mourut au vingt-quatrième jour de la vie, vingt-deuxième du vaccin, la croûte était encore adhérente.

« La mère m'a souvent répété que, selon elle, on avait vacciné son enfant trop jeune. Elle le disait simplement, sans récrimination et en comparant la marche du vaccin chez sa fille et chez ses autres enfants, qu'elle avait spontanément fait vacciner à un autre âge, et chez lesquels les pustules avaient été beaucoup moins enflammées et avaient guéri plus facilement. »

Je n'ai pas besoin de faire remarquer tout ce que ces deux observations laissent à désirer. Les objections qu'elles soulèvent se pressent en foule ; mais je crois qu'on peut se contenter des réflexions qu'elles ont suggéré à M. Barthez lui-même.

« Je ne voudrais pas, dit-il, attacher à un fait de cette nature plus d'importance qu'il n'en mérite. Je sais ce qu'il a d'incomplet et je comprends les objections dont il est passible. Je n'ai pas suivi la maladie et je suis obligé de m'en rapporter au dire des parents. D'ailleurs, ce n'est peut-être qu'une exception rare ; il faudrait connaître ce qui arrive chez tous les enfants vaccinés dans un âge si tendre. Il faudrait déterminer s'il n'y a pas autant et plus de pertes d'enfants par suite de la variole survenue dans les deux premiers mois de la vie que par suite de la vaccine pratiquée à cette même époque. Il y a donc là des questions que je ne puis résoudre faute d'éléments, de solution suffisante. »

Cette intéressante communication donna lieu à une discussion au sein de la Société médicale des hôpitaux. M. Legroux fit savoir qu'il vaccinait tous les enfants nouveau-nés de son service, depuis qu'il avait appris de M. Trousseau que les enfants portés dans les crèches ne tardaient pas à être pris de la petite vérole. Seulement, convaincu que les accidents dépendaient du nombre trop considérable des piqûres, il les réduisit d'abord à deux, puis à une pour chaque bras, et c'est à partir de ce moment qu'il n'a plus vu survenir le moindre accident qui pût être imputé à la vaccine. Selon lui, une des causes de la mortalité des nouveau-nés réside dans la mauvaise condition hygiénique dans laquelle ils sont souvent.

M. Behier se déclare partisan des vaccinations pratiquées de très-bonne heure. Il vaccine les enfants de son service dès le deuxième jour de la naissance, et jamais il n'a vu survenir d'accidents. Il a vu, au contraire, des enfants qui n'avaient pas été vaccinés être pris d'érysipèle et succomber.

M. Blache, qui était autrefois partisan des vaccinations prématurées, y a renoncé depuis qu'il a vu des accidents nombreux se montrer sur les enfants de l'hôpital Cochin. Il pense que la variole est rare chez les petits enfants avant l'âge de deux mois en dehors des épidémies, et dès lors les vaccinations prématurées lui paraissent au moins inutiles.

Le 7 septembre de la même année, l'*Union médicale* publia une lettre de M. le docteur Ragaine, de Mortagne (Orne), qui rappelait un travail qu'il avait adressé, en 1859, à l'Académie, et dans lequel il annonçait qu'il avait vacciné plus de quatre cents enfants, dont les plus âgés avaient à peine un mois, les autres huit, quinze ou vingt jours, et que la vaccine avait toujours été, pour ces pauvres petits êtres, douce et bénigne. Il n'avait jamais eu à constater ni roséole, ni érysipèle, ni entérite. Il n'hésitait pas à rapporter les quelques diarrhées qui s'étaient offertes à son observation à d'autres causes qu'à la vaccine.

Quelques jours après, le même journal inséra une note, communiquée par M. le docteur Laforgue, de Toulouse, sur les vaccinations prématurées. On peut voir que, lorsque ce médecin fut chargé du service de la maternité et de la crèche de l'Hôtel-Dieu, où il est d'usage de vacciner les enfants dès les premiers jours qui suivent la naissance, il manifesta d'abord l'étonnement et les craintes que lui inspirait une pareille pratique. Jusqu'alors, il n'avait conseillé la vaccination que du deuxième au troisième mois après la naissance ; mais les personnes attachées au service de ces établissements lui dirent que l'expérience avait montré l'innocuité de la vaccination immédiatement après la naissance, et il ne tarda pas à se convaincre que ses craintes *à priori* n'étaient pas fondées·

Après quelque temps d'hésitation, une épidémie de variole le contraignit à vacciner tous les enfants, sans distinction d'âge. Cette vaccination générale ne donna lieu à aucun accident sérieux.

Depuis cette époque, l'opération fut pratiquée sur tous les enfants nouveau-nés. Les préventions qu'il avait conçues se dissipèrent devant les nombreux faits d'innocuité de la vaccine, quand on s'adresse à des enfants bien portants et à l'abri des influences morbides qui sévissent trop souvent dans les crèches ou les maternités.

Quelque temps après, une série d'expériences fut instituée avec du cowpox qui aurait été produit sur la vache avec les eaux aux jambes d'une jument. Parmi les enfants inoculés, vingt-huit étaient âgés de un à seize jours.

2 avaient		1 jour.
4		2 »
2		3 »
5		4 »
2		5 »
5	6 à 12	»
3		13 »
3		14 »
1		15 »
1		16 »

28

Six piqûres (trois à chaque bras) furent faites à tous ces enfants. Tous eurent six belles pustules caractéristiques. Un seul de ces enfants, âgé de quatorze jours, eut un érysipèle qui s'étendit à tout le corps. Cette affection, malgré son intensité, se termina par la guérison.

L'innocuité de la vaccination faite les premiers jours après la naissance est donc un fait bien constaté, ajoute notre confrère. Il a observé, à la Maternité de Toulouse, que, d'une manière générale, la réaction inflammatoire produite par les pustules vaccinales était moins forte chez les enfants de cet âge que chez ceux d'un âge plus avancé.

En résumé, il se croit fondé à conclure :

1° Que les vaccinations faites aux enfants dans les jours qui suivent la naissance ne sont pas dangereuses ;

2° Que les accidents observés à la suite de ces vaccinations sont exceptionnels ou sont dus à des causes étrangères à la vaccine.

Toutefois, il pense que les vaccinations prématurées doivent être réservées pour les maternités et les crèches, pour les enfants, en un mot, qui sont placés dans des conditions particulières d'infection variolique. En dehors de ces conditions, l'âge de trois mois lui paraît l'époque la plus favorable pour la vaccination.

Le 5 octobre 1861, M. le docteur Godefroy, professeur d'accouchements à l'Ecole préparatoire de Rennes, écrivait à la *Gazette des Hôpitaux* que depuis 1840 il vaccinait tous les enfants nés à la clinique. Les plus âgés avaient moins de sept jours ; d'autres n'avaient pas encore une heure d'existence. Il a toujours pratiqué six piqûres (trois à chaque bras), et il affirme que jamais il n'a vu se développer ni érysipèle, ni phlegmon, ni aucun autre accident.

Un médecin de la Haute-Marne, M. le docteur Jobert (de Guyonvelle), que l'Académie connaît déjà depuis longtemps par son zèle pour la propagation de la vaccine, nous a transmis un mémoire où il a examiné l'opportunité de la vaccination dans les premiers jours de la naissance. Trente années de pratique et plus de vingt mille vaccinations opérées lui donnaient bien le droit de dire son opinion sur la question qui nous occupe.

Il avait, dès le début de sa carrière, pris l'habitude de ne vacciner les enfants que trois mois après la naissance. Cependant, cédant aux sollicitations de certaines familles et n'agissant pas d'ailleurs contrairement à ses convictions, il vaccinait chaque année un certain nombre d'enfants qui n'avaient que quelques heures, ou bien de un à vingt jours.

Les engorgements sous-axillaires, les phlegmons et les érysipèles, que l'on rencontre quelquefois à la suite de la vaccine, ne lui ont pas paru plus fréquents à cette époque de la vie que sur les sujets qui avaient quelques mois ou plusieurs années.

1,200 enfants vaccinés prématurément par lui se trouvent répartis, sous le rapport de l'âge, de la manière suivante :

60	enfants de	1 jour.
15	—	de 2 —
5	—	de 4 —
202	—	de 10 —
488	—	de 10 à 15 jours.
209	—	de 21 jours.
221	—	de 20 à 30 jours.
1,200		

Les accidents qui ont eu lieu concurremment ou consécutive-
ment à la vaccination se sont montrés dans les proportions sui-
vantes :

L'érysipèle simple, une fois sur 300 ;

Le phlegmon, une fois sur 477 ;

L'engorgement sous-axillaire, une fois sur 300.

M. Jobert fait remarquer que, dans sa pratique, les mêmes accidents ont été constatés un peu plus fréquemment sur les enfants
qu'il avait vaccinés plus de trois mois après la naissance.

Ainsi, l'érysipèle a été constaté une fois sur 295, le phlegmon
une fois sur 420, et l'engorgement sous-axillaire une fois sur 250.
Il termine en déclarant que les nombreuses vaccinations *hâtives*
opérées par lui n'ont pas offert plus d'accidents que celles qu'on
pratique à toute époque de la vie.

Nous allons voir maintenant que, sous ce rapport, les choses se
passent à Paris comme en province.

Nous devons à l'obligeance de M. Danyau de pouvoir faire connaître ce qui a été observé à la Maternité de Paris depuis le 24 mars
1859 jusqu'au 1er juillet 1861. Toutes les vaccinations pratiquées
dans cet établissement sont inscrites sur un registre qui est très
régulièrement tenu. 735 enfants ont été vaccinés pendant cette
période. Tous l'ont été dans les premiers jours qui ont suivi la
naissance. En laissant de côté les enfants qui ont quitté la maison
avant la période inflammatoire de la vaccine et qui n'ont pu être
observés assez longtemps, il en reste environ 200 qui ont été suivis
depuis le jour de l'inoculation jusqu'à la guérison complète. Sur ce
nombre, trois accidents seulement ont été observés : un phlegmon
qui a guéri, un érysipèle du bras qui a eu la même terminaison
heureuse, et un second érysipèle qui a causé la mort.

Pour assurer le service des vaccinations qui est confié à l'Académie, nous avons pris l'habitude, depuis six années, de nous faire
apporter chaque semaine deux ou trois enfants de la clinique d'ac-
couchement de la Faculté. Ces enfants, qui n'ont souvent que
quelques heures et jamais plus de quelques jours, nous sont rame-
nés huit jours après et nous fournissent du vaccin qui est recueilli
et conservé, ou directement inoculé, selon les besoins. Or, il ré-
sulte de ce que nous avons vu et de ce qui nous a été dit par les
personnes auxquelles la surveillance de ces enfants est confiée,

que tout s'est passé chez eux comme pour les enfants plus âgés, et que ce n'est que très-exceptionnellement qu'on a eu quelque accident à constater.

Nous pouvons affirmer que depuis un an les vaccinations assez nombreuses qui ont été faites dans les mêmes conditions d'âge à l'hospice des Enfants assistés ont donné des résultats analogues.

Il nous serait facile de multiplier encore les faits de cette nature, mais ceux qui précèdent nous paraissent suffisants pour démontrer que la vaccination *hâtive* ne mérite aucun des reproches qui lui ont été adressés. Comment expliquer, dès lors, l'opinion contraire qui prévaut encore dans l'esprit de certains médecins recommandables? Nous pensons qu'elle repose sur une mauvaise interprétation de faits incomplétement observés.

Disons d'abord que la petite vérole n'épargne pas aussi souvent qu'on le pense généralement les enfants qui viennent de naître. Ce n'est pas uniquement parce qu'ils sont réfractaires qu'on les voit moins souvent que les adultes ou les enfants d'un âge plus avancé atteints de cette maladie.

L'explication de leur immunité relative se trouve surtout dans les conditions particulières dans lesquelles ils vivent, conditions qui diminuent singulièrement les chances de la contagion. Mais que ces enfants, même les plus jeunes, soient placés suffisamment longtemps dans un milieu infecté, et ils paieront leur tribut dans une proportion presque aussi grande que les adultes, et avec des résultats bien autrement graves. Les exceptions qui ont été citées sous ce rapport par divers auteurs, et en particulier par Steinbrenner, n'infirment pas plus la règle générale que celles du même genre qu'on observe pour les adultes, et qu'on ne saurait expliquer que par une force de résistance propre à certains individus, mais inexplicable. Les adversaires des vaccinations hâtives feront bien de ne pas trop compter sur cette prétendue immunité. Sans parler des observations, assez nombreuses aujourd'hui, d'enfants qui sont nés avec la variole, qu'ils avaient contractée dans le sein de leur mère, soit que celle-ci fût atteinte de la même maladie ou qu'elle en fût exempte, nous pourrions citer beaucoup d'exemples de variole développée sur des nouveau-nés ayant quelques jours seulement. Nous nous contenterons d'ajouter que, dans le cours de cette année, deux enfants âgés de dix et de sept jours, et un troisième qui en avait dix-huit, ont été atteints à l'hospice des Enfants assistés et ont rapidement succombé.

Les chances de variole seraient encore moins nombreuses à cette période, qu'il ne serait pas prudent de se retrancher derrière un pareil argument. Personne ne croit à l'immunité complète. Dès-lors, pourquoi se priver d'un moyen sûr de conjurer une aussi cruelle maladie?

Ce n'est pas que nous voulions prétendre que la vaccine n'entraîne jamais d'accidents. Il en est de cette opération comme des plus simples en apparence. Elle peut devenir le point de départ de quelques complications qui n'ont pas, dans l'immense majorité des cas, des conséquences graves, mais qui cependant, très-exception-nellement, deviennent sérieuses et entraînent même la mort. Mais il faut bien se garder d'accuser légèrement la vaccine. Les phlegmons, les abcès, les engorgements ganglionnaires, les ulcérations longues à guérir qu'elle produit quelquefois, sont de tous les âges. Si l'opération a été pratiquée sur des enfants déjà mal disposés par une alimentation de mauvaise qualité ou par leur habitation en commun dans des lieux peu salubres, si l'état sanitaire général est mauvais, les complications seront plus nombreuses et auront certainement des résultats d'une gravité toute particulière. Serait-il juste de faire tout peser sur la vaccine? Non, sans doute. La seule conséquence raisonnable à tirer serait, qu'à moins d'urgence, il faudrait attendre des temps meilleurs, choisir des sujets mieux disposés, et les entourer, après l'opération, de toutes les précautions nécessaires. Ceci s'applique aussi bien aux adultes qu'aux enfants de tous les âges.

Dans sa séance du 20 juillet 1858, l'Académie reçut de notre collègue M. H. Larrey une intéressante communication qui se rapporte à notre sujet, et qui prouve combien il faut être réservé quand on se trouve en présence d'accidents qui compliquent la vaccine, et quand on veut apprécier ce qui appartient rigoureusement à l'opération. Le 29 juin de cette année, une lettre du médecin en chef de l'hôpital militaire de Toulouse informait le président du conseil de santé des armées que quelques artilleurs étaient entrés à l'hôpital pour des accidents graves, survenus à la suite d'une revaccination faite le 21 juin. Il s'agissait surtout d'engorgements des ganglions axillaires et d'érysipèles phlegmoneux des bras.

Soixante hommes avaient été vaccinés avec toutes les précautions voulues et avec du vaccin à l'abri de tout reproche. Dès le lendemain, l'un des artilleurs était atteint de phlegmon diffus à l'un des bras, avec complication de fièvre typhoïde, dont l'origine était probablement antérieure à la revaccination. Trois jours après, mêmes accidents sur un autre soldat. Enfin, le quatrième jour, sept autres soldats furent pris de phlegmon diffus à l'un des bras, mais sans complication de fièvre typhoïde. Des soins convenables arrêtèrent les progrès du mal. Le premier soin de M. Larrey, qui fut envoyé sur les lieux par M. le ministre de la guerre, consista à rechercher quelles étaient les véritables causes de ces accidents.

Il note d'abord une température très-élevée qui régnait alors; il signale ensuite une constitution médicale mauvaise dont l'influence n'était pas douteuse à Toulouse. Il y avait dans la ville et dans les hôpitaux un certain nombre d'érysipèles. Enfin, il insiste sur un surcroît de fatigue imposé aux militaires par l'approche d'une inspection générale, et sur le pansage des chevaux, dont tous les soldats vaccinés avaient été dispensés, mais que tous, trompant la surveillance des chefs, pratiquèrent comme d'habitude. Or, il fut constaté que, sur les neuf individus atteints d'accidents phlegmoneux à un seul bras, huit l'étaient au bras droit, et un seul, qui était gaucher, au bras gauche. Voilà, ajoute M. Larrey, la cause évidente et réelle des accidents survenus, et on ne saurait les attribuer à la revaccination elle même.

Nous sommes complétement de l'avis de notre collègue. Depuis quatre ans, plus de douze mille soldats de la garnison de Paris ont été revaccinés par les soins de l'Académie, et nous n'avons eu à constater aucun accident sérieux. Il est vrai que tous ces hommes furent dispensés du service militaire pendant au moins une semaine, et qu'ils étaient placés sous la surveillance des chirurgiens de leurs régiments respectifs.

Nous n'insisterons pas davantage sur ce premier point de la question que nous avons voulu examiner. Il nous paraît bien démontré que la vaccination *hâtive* n'est pas plus dangereuse que celle qu'on ne pratique qu'après le deuxième ou le troisième mois.

C'est plutôt par habitude qu'en se fondant sur des raisons sérieuses qu'on la retarde en général dans la pratique particulière jusqu'à cette dernière limite. En agissant differemment, on ferait certainement quelque chose d'utile sans augmenter les chances dangereuses.

Mais si, à la rigueur, en temps ordinaire et pour les enfants qui restent isolés dans leurs familles, il n'y a pas de grands inconvénients à temporiser, il n'en est plus de même quand la variole apparaît dans une maison, quand des cas multipliés sont signalés dans une ville ou quand on exerce dans un hôpital. Dans cette dernière condition surtout, le danger est permanent. Les salles, aujourd'hui, ne contiennent aucun varioleux ; mais qui sait si, parmi les malades qui entreront demain, il ne s'en trouvera pas quelqu'un ? Or, dans cette supposition, qui devient trop souvent une réalité, qu'arrivera-t-il ?

S'il se rencontre dans la population d'un service quelques individus qui n'aient pas été vaccinés, un certain nombre d'entre eux sera atteint, et la maladie se trompera rarement dans le choix de ses victimes. Il n'y a qu'un seul moyen efficace pour arrêter le nombre de ces dernières, vacciner les uns, revacciner les autres. Chaque année, l'Académie reçoit de tous les points de la France des documents qui ne laissent aucun doute à cet égard. Nous ne pensons pas qu'il y ait aujourd'hui un médecin d'hôpital qui, placé dans la condition que nous supposons, consentît à rester inactif et à laisser peser sur lui une pareille responsabilité.

Si tous les enfants étaient vaccinés dans les premiers jours qui suivent la naissance, la variole, qui est déjà si rare relativement à ce qu'elle était autrefois, disparaîtrait ; nous en avons la conviction d'une manière complète. C'est le résultat obtenu déjà depuis quinze et vingt ans, par quelques zélés vaccinateurs, pour certaines communes et certains cantons. Les maisons qui servent d'asile aux enfants abandonnés devraient appliquer cette mesure d'une manière génerale. Elle aurait pour conséquence de diminuer, dans une proportion notable, la mortalité déjà si grande, et de ne pas envoyer dans les campagnes des enfants dont la vaccination sera souvent négligee ou mal faite.

Dans le cours de cette année, un enfant atteint de variole fut placé dans l'une des infirmeries de l'hospice des Enfants assistés, où il ne tarda pas succomber. Bientôt la maladie se manifesta sur d'autres enfants. Le nombre des, cas s'éleva à vingt-trois en peu de temps, et il y eut onze morts à déplorer. Nous n'avons pas besoin d'ajouter qu'on ne parvint à se rendre maître de l'épidémie que par une vaccination générale.

Nous le demandons, en admettant que la *vaccine hâtive* fût passible de quelques-uns des reproches qui lui ont été adressés, pourrait-on les comparer à des résultats aussi deplorables?

Mais, diront quelques personnes, si la mesure que vous proposez etait adoptée, elle aurait pour résultat de prolonger le sejour des enfants nouveau-nes dans les divers hôpitaux ou à l'hospice des Enfants assistés, et de les exposer par cela même à toutes les causes de mortalite qui en sont la conséquence? A cela nous répondons qu'il serait très-facile de modifier la règle établie et qui consiste à ne faire partir les enfants vaccinés qu'après la guerison complète des pustules. Il suffirait de les mettre en nourrice dans les quatre ou cinq premiers jours qui suivent la vaccination, c'est-à-dire à une epoque où le voyage pourrait se faire sans le moindre inconvénient.

Nous n'avons pas eu l'intention d'étudier toutes les questions qui se rattachent à l'histoire des vaccinations *hâtives*, mais il nous paraît démontré, par les faits que nous avons rapportes :

1° Que la vaccination qui se pratique dans les premiers jours qui suivent la naissance n'expose pas à des dangers plus nombreux et plus sérieux que celle qu'on retarde jusqu'au deuxième ou au troisième mois ;

2° Qu'en admettant que, dans la pratique civile, à cause des conditions particulières dans lesquelles se trouvent placés les enfants (conditions qui diminuent notablement les chances d'infection), on puisse retarder, sans grand danger, de recourir à l'inoculation vaccinale, il n'en est pas de même pour les enfants qui naissent dans les hôpitaux ou qui doivent y sejourner un certain temps.

Paris. — Imprimerie de E. Brière, rue Saint-Honoré, 257.